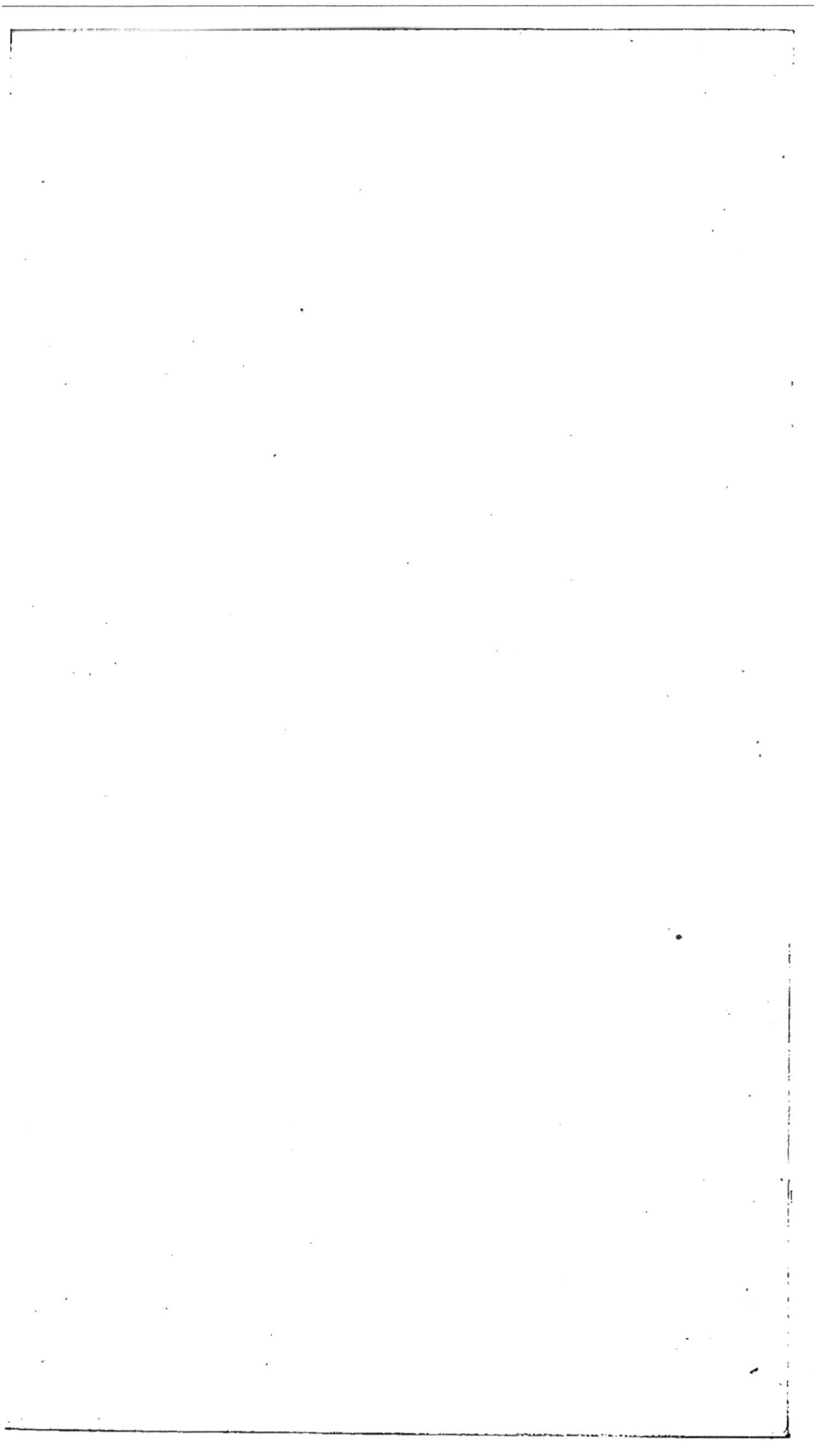

Tb $\frac{65}{31}$

Publications de l'Union Médicale, des 13 et 15 Septembre 1855.

DU

SECOND TEMPS DE LA MARCHE

SUIVIE DE

QUELQUES DÉDUCTIONS PRATIQUES;

Mémoire présenté à l'Académie des sciences,

PAR

LE DOCTEUR DUCHENNE DE BOULOGNE.

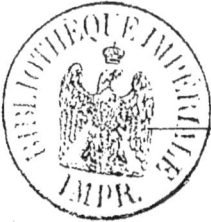

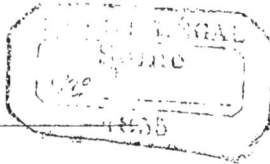

Jusqu'en ces derniers temps, on avait attribué à l'action musculaire les mouvemens en vertu desquels le membre inférieur oscille d'arrière en avant, au moment où, pendant la marche, il se sépare du sol. Mais, en 1836, deux physiologistes à qui la science doit la découverte de faits nombreux qui jettent un grand jour sur le mécanisme de la marche et de la course, MM. Weber frères, ont déduit de leurs expériences que ce mouvement d'oscillation qui a lieu pendant la marche

1855

est produit par la seule force de pesanteur (1). « Il y aurait (disent ces expérimentateurs) perte de force musculaire, si le mouvement d'oscillation d'arrière en avant du membre inférieur suspendu au tronc avait été opéré par les muscles, car les membres inférieurs étant, comme nous l'avons vu, unis au tronc d'une manière très mobile, et pouvant osciller sur lui à la façon d'un pendule, la pesanteur suffit déjà seule pour faire avancer, par rapport au tronc, le membre inférieur resté en arrière, et suspendu au reste du corps. *Pendant ce temps, les muscles tombent dans l'inaction* (2). »

La demi-flexion de la jambe sur la cuisse d'un membre qui oscille, demi-flexion qui, d'après MM. Weber, suffit pour permettre au balancier qu'il représente de ne pas rencontrer le sol par son extrémité dans son oscillation pendulaire, est aussi produite uniquement, selon ces observateurs, d'une manière mécanique (3).

M. J. Béclard, auteur d'un excellent ouvrage récent, intitulé : *Traité élémentaire de physiologie humaine* (1855), a exposé clairement la théorie de ce mouvement de flexion du genou imaginé par ces habiles expérimentateurs ; je la reproduis textuellement : « Le membre inférieur, pris dans son ensemble, représente un pendule à deux segmens (cuisse et jambe) réunis par une charnière mobile (articulation du genou). Or, la cuisse constitue un pendule, plus court que le membre envisagé dans sa totalité, elle tend donc à osciller plus rapidement que le membre entier ; dès lors, à l'instant où le pied quitte le sol, il y a un moment de retard dans l'oscillation de la jambe par rapport à la cuisse.

---

(1) Cette expérience, on le sait, consiste à faire osciller, en l'écartant de la verticale et en l'abandonnant à lui-même, l'un des membres inférieurs d'un sujet vivant ou mort que l'on a placé sur une base élevée, de manière que ce membre ne puisse rencontrer le sol pendant ses mouvemens d'oscillations. Elles sont longuement exposées dans le livre intitulé : *Mécanique de la locomotion chez l'homme*, par MM. G. et E. Weber (*Encyclopédie anatomique*, traduction de l'allemand par A.-J.-L. Jourdan, 1853, tome II, livre 3e).

(2) On voit, dans l'expérience rapportée dans la note précédente, le membre osciller à la manière d'un pendule, par la seule force de la pesanteur et se fléchir légèrement dans l'articulation du genou pendant le mouvement d'arrière en avant.

(3) *Loc cit.*, p. 257.

De là dans l'articulation mobile du genou, la demi-flexion dont il est question. »

Je reconnais qu'il ressort de la manière la plus évidente des expériences de MM. Weber, que le membre inférieur peut osciller d'arrière en avant et se fléchir en même temps dans l'articulation du genou sous l'influence d'une force extérieure, la pesanteur. Mais voilà tout ; car rien ne prouve, dans ces expériences physiques, que, physiologiquement, cette force suffise à la production des mouvemens qui, dans la marche, portent le membre postérieur d'arrière en avant. Cette assertion de MM. Weber, à savoir, que les muscles tombent dans l'inaction pendant le second temps de la marche, est une pure hypothèse comme j'espère le démontrer bientôt. Ces savans ne l'auraient jamais formulée s'ils avaient fait subir à leurs expériences le contrôle de l'observation pathologique.

Les mouvemens oscillatoires dans lesquels on voit le membre supérieur droit se porter en arrière au moment où le membre inférieur du même côté se dirige dans un sens opposé, tandis que le membre supérieur gauche oscille en avant, en un mot, les mouvemens oscillatoires en sens contraire des membres supérieurs sont également attribués, par MM. Weber, à une force mécanique ; suivant ces observateurs, l'action musculaire y serait entièrement étrangère. Eh bien ! ces oscillations des membres supérieurs qui neutralisent les mouvemens de latéralité et de rotation d'arrière en avant imprimés au tronc par le membre inférieur se détachant du sol, sont également produits par une admirable combinaison de contractions musculaires instinctives. C'est ce qui ressort, de la manière la plus évidente, de l'observation pathologique ; c'est ce que je me propose de démontrer dans ce mémoire.

§ 1.

Faits pathologiques démontrant que les mouvemens oscillatoires des membres inférieurs et supérieurs ne peuvent être produits pendant la marche sans la contraction musculaire (1).

A. *Consécutivement à la paralysie ou à l'affaiblissement des muscles fléchisseurs de la cuisse sur le bassin, le mouvement oscillatoire d'avant en arrière du membre inférieur ne se fait plus normalement.*

J'ai observé des sujets qui avaient perdu d'un seul côté la faculté de fléchir la cuisse sur le bassin. Couchés, ils ne pouvaient soulever le membre inférieur; dans la station verticale, il leur était impossible d'imprimer à ce dernier le moindre mouvement en avant sans lui donner une impulsion, en faisant tourner leur bassin sur le condyle du fémur opposé. Ils n'accusaient cependant aucune douleur qui pût expliquer l'absence de contraction des fléchisseurs sur la cuisse. Les muscles antagonistes de ces fléchisseurs n'étaient pas contracturés, car on n'éprouvait aucune résistance à opérer mécaniquement les flexions de la cuisse, et le membre inférieur vacillait librement et normalement, lorsqu'on répétait l'expérience de MM. Weber; enfin les muscles qui meuvent la jambe sur la cuisse et le pied sur la jambe étaient sains.

I. — Voici les phénomènes que j'ai constatés pendant la marche,

(1) Deux affections musculaires, qui détruisent ou paralysent partiellement les muscles des membres ou du tronc, l'atrophie musculaire graisseuse progressive et certaines paralysies de l'enfance, m'ont fréquemment offert l'occasion d'observer les troubles occasionnés dans la marche par le défaut d'action des muscles qui meuvent, les uns sur les autres, les différens segmens du membre inférieur. On comprend que les cas où les antagonistes des muscles paralysés ou atrophiés sont contracturés, ne peuvent convenir à ce genre d'observation; car, pour étudier comparativement le degré d'influence exercée par l'action musculaire et par la pesanteur sur les mouvemens oscillatoires qui ont lieu pendant la marche, il faut que, chez les sujets paralysés qui servent à ces recherches, les mouvemens oscillatoires puissent être obtenus expérimentalement par la seule force de la pesanteur, comme chez les sujets dont les muscles sont à l'état normal, ce que ne permettrait pas la contracture musculaire. C'est dans ces dernières conditions que je me suis placé pour observer les faits que je vais exposer.

quand la paralysie des fléchisseurs de la cuisse n'existaient que d'un côté: le sujet étant dans la station verticale (1), le membre du côté sain est porté en avant, et alors le membre du côté malade se trouve placé en arrière, incliné à l'horizon et placé sur le pied. Ensuite celui-ci s'étend et se soulève conséquemment du talon à la pointe pour imprimer au tronc un mouvement d'impulsion oblique en avant et en haut ; puis le genou se fléchit légèrement. Jusque là, comme on le voit, tout s'est passé dans l'ordre physiologique ordinaire. Mais, au moment où doit commencer la demi-oscillation de ce membre en avant, le pied reste fixé au sol, et pour l'en détacher, le sujet élève sa hanche du côté malade, en même temps qu'il imprime au bassin un mouvement de rotation en avant sur l'articulation coxo-fémorale du côté sain pour projeter en avant son membre paralysé. Les autres temps de la marche s'acccomplissent normalement jusqu'au moment où le membre paralysé doit de nouveau abandonner le sol et osciller en avant ; dès lors on voit se reproduire la série de phénomènes que je viens d'exposer.

Le malade se borne-t-il à élever la hanche pour faire osciller son membre paralysé, celui-ci, dont la direction est oblique à l'horizon, oscille faiblement en avant après avoir été séparé du sol. Ce petit mouvement est évidemment dû à l'action de la pesanteur, mais le malade ne peut compléter la longueur du pas sans projeter le membre en avant en faisant, comme je l'ai déjà dit, tourner d'arrière en avant son bassin sur le condyle opposé.

L'effort du malade pour soulever le membre paralysé et le porter en avant est considérable, aussi lui voit-on quelquefois élever l'épaule du côté opposé pour seconder ce mouvement.

II. — Lorsque la flexion de la cuisse sur le bassin est perdue de chaque côté, les phénomènes pathologiques que je viens d'exposer se reproduisent alternativement à droite et à gauche pendant le second temps de la marche qui, on le conçoit, devient beaucoup plus pénible que si

(1) Est-il besoin de dire que cette station n'est point troublée par le fait de la paralysie des fléchisseurs de la cuisse sur le bassin ?

la lésion musculaire existait d'un seul côté. Je n'en ai observé qu'un seul exemple ; le voici en résumé :

En janvier 1851, je rencontrai sur la place du Carrousel un charretier chez lequel je soupçonnai, d'aussi loin que je l'aperçus et rien qu'au mouvement alternatif d'élévation des épaules qui se reproduisait à chaque pas qu'il faisait, l'existence de la paralysie des fléchisseurs de la cuisse. Je pus recueillir de lui quelques détails sur un accident qui lui était arrivé et analyser ses mouvemens. Plusieurs années auparavant il avait été atteint d'une paralysie des membres inférieurs à la suite d'une chute faite sur les fesses, pendant qu'il avait une charge sur le dos. Les mouvemens étaient revenus peu à peu, mais il n'avait jamais pu soulever ses membres depuis sa chute quand il était couché, ni les porter en avant quand il était debout. Je remarquai, en outre, que d'autres mouvemens étaient faiblement exécutés ; ainsi à droite ceux de flexion de la jambe sur la cuisse et à gauche ceux de flexion et d'extension du pied sur la jambe se faisaient difficilement. Malgré cette paralysie localisée dans quelques muscles des membres inférieurs, cet homme pouvait rester sans fatigue dans la station pendant de longues heures ; mais dans la progression il soulevait et projetait péniblement, à chaque pas qu'il faisait, le membre qui devait être porté en avant en élevant, l'épaule correspondante et en imprimant au bassin un mouvement de torsion d'arrière en avant sur le membre opposé. On voyait aussi le tronc se balancer, à chaque pas, dans un sens opposé au membre inférieur oscillant.

Ce fait démontre, comme ceux dont il a été question précédemment, que les fléchisseurs de la cuisse sur le bassin sont nécessaires à l'exécution du mouvement d'oscillation du membre inférieur, qui constitue le second temps de la marche ; il prouve, de plus, que les mouvemens anormaux et les troubles fonctionnels qui résultent de la paralysie des fléchisseurs de la cuisse se reproduisent de chaque côté quand cette paralysie est double.

III. — Ce qui fait encore ressortir la part importante qui revient à la force musculaire dans la production du mouvement oscillatoire du membre inférieur pendant la marche, c'est qu'un simple affaiblissement des fléchisseurs de la cuisse occasionne des troubles fonctionnels, bien que ces derniers diffèrent de ceux que j'ai exposés précédemment. Dans ces cas, en effet, on voit pendant le second temps de la marche, la cuisse exécuter, il est vrai, sa flexion normale sans devoir être projetée en avant par un mouvement de torsion du bassin sur le condyle opposé, mais alors la hanche du côté malade s'élève considérablement.

J'ai eu l'occasion d'étudier ce phénomène sur deux malades atteints d'atrophie musculaire graisseuse progressive (j'ai rapporté ailleurs leur observation à un autre point de vue, dans mon livre *sur l'électrisation localisée*). Chez ces deux sujets la flexion de la cuisse sur le bassin était notablement affaiblie de chaque côté et les autres mouvemens des membres inférieurs étaient intacts. A chaque pas que les malades faisaient, ils élevaient la hanche du côté du membre oscillant et inclinaient légèrement le tronc dans un sens opposé. Il en résultait un balancement caractéristique du bassin et du tronc pendant la marche.

Ce mouvement d'élévation de la hanche que le sujet exécute instinctivement dans ces conditions pathologiques ne pourrait, comme je l'ai dit précédemment, faire osciller le membre inférieur en avant. Il me paraît uniquement destiné à venir en aide aux muscles fléchisseurs affaiblis pour soulever le membre qui doit être porté en avant; c'est, en effet, au moment où le pied est détaché du sol que se produit l'élévation de la hanche.

Enfin, je ferai remarquer que chez les sujets fatigués par une longue marche, on observe, à un degré beaucoup moins prononcé cependant, ces mouvements de balancement du bassin et du tronc pendant l'oscillation du membre inférieur.

En somme, un simple affaiblissement des fléchisseurs de la cuisse suffit pour nécessiter un effort et occasionner des mouvemens anormaux dans la production du second temps de la marche.

B. *Consécutivement à la paralysie des muscles fléchisseurs de la jambe sur la cuisse, la flexion de l'articulation du genou qui a lieu immédiatement avant que le pied se détache du sol, se fait difficilement et incomplètement. Il en résulte un retard et de la difficulté dans la production du second temps de la marche.*

Lorsque dans la progression, quel qu'en soit le mode, le membre

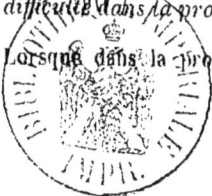

inférieur situé en arrière et arc-bouté contre le sol a terminé son rôle d'impulsion, lorsqu'il est arrivé à l'extension extrême par le redressement de ses diverses articulations, la jambe se fléchit légèrement sur la cuisse avant que le membre soit enlevé et porté en avant par les muscles fléchisseurs de la cuisse sur le bassin. Cette flexion du genou qui raccourcit le membre inférieur est absolument nécessaire pour que ce dernier puisse osciller au-dessous de l'articulation coxo-fémorale, puisque le centre de gravité est plus abaissé vers la terre que dans la station verticale, et cela d'autant plus que la progression est plus rapide.

Ce mouvement de flexion du genou n'a plus lieu ou, du moins, se fait très faiblement chez les sujets dont les muscles fléchisseurs de la jambe sur la cuisse sont atrophiés ou paralysés; il en résulte alors un grand trouble dans la marche.

Voici ce qu'on observe dans ces cas pendant la marche : au moment où le membre postérieur du côté paralysé ne touche plus terre que par l'extrémité du pied, et va s'en séparer, le malade qui ne peut fléchir le membre dans l'articulation fémoro-tibiale et conséquemment le porter en avant sans être arrêté par le sol, élève en masse la hanche et ensuite le membre du côté malade, jusqu'à ce que celui-ci ne rencontre plus d'obstacle pour se mouvoir en avant. Alors les fléchisseurs de la cuisse sur le bassin se contractent, et à l'instant où la cuisse est arrivée à un certain degré de flexion, le genou se fléchit légèrement par le fait de la pesanteur de la jambe; les autres temps de la marche s'accomplissent normalement.

Ces faits pathologiques démontrent la part active que prennent les muscles fléchisseurs de la jambe sur la cuisse à la production du second temps de la marche.

C. *L'abolition de la flexion du pied sur la jambe occasionne un grand trouble dans le second temps de la marche.*

Le pied se fléchit-il sur la jambe? Quelle est alors la cause productrice de ce mouvement?

Ces questions importantes ont été négligées par la plupart des auteurs.

Est-ce par oubli ou parce qu'ils ont cru que le pied ne se fléchit pas sur la jambe, lorsque le membre inférieur oscille pendant le second temps de la marche ? Qu'on observe avec soin les individus dont les fléchisseurs du pied sont paralysés ou atrophiés, et l'on sera convaincu que la flexion du pied est un des mouvemens essentiels du second temps de la marche, et que cette flexion se fait uniquement en vertu de l'action musculaire. Dans ces cas, en effet, le membre inférieur placé en arrière de celui du côté opposé ne peut osciller pendant la marche au-dessous de la cavité cotyloïde correspondante sans être arrêté par le sol, parce que le pied reste dans l'extension après s'en être détaché. De là la nécessité d'exagérer alors le mouvement de flexion de la cuisse sur le bassin, de manière que le membre puisse être porté en avant sans rencontrer le sol.

Pendant la marche et à l'état normal, la flexion des différens segmens du membre inférieur a lieu en vertu de la contraction musculaire instinctive; mais la flexion exagérée de la cuisse nécessaire à l'accomplissement du second temps de la marche dans les conditions pathologiques dont il est actuellement question, exige l'intervention de la volonté; il en résulte que le malade doit y prêter toute son attention et que, s'il vient à s'oublier un instant, la flexion automatique de la cuisse est insuffisante; alors son pied heurte contre le sol. C'est ce qui explique les chutes qui arrivent fréquemment en marchant chez les sujets privés du mouvement de flexion du pied sur la jambe.

Toutefois, ces sujets contractent, à la longue, l'habitude d'imprimer à la cuisse le degré de flexion nécessaire, mais ils sont encore exposés à buter contre le sol, surtout quand celui-ci présente des inégalités, ou lorsqu'ils veulent courir ou marcher un peu vite.

Qu'on n'aille pas croire que dans ce cas ce soient les antagonistes des muscles fléchisseurs paralysés qui maintiennent le pied dans une extension plus grande qu'à l'état normal, car ces troubles fonctionnels s'observent chez ceux dont les extenseurs du pied, antagonistes des muscles paralysés, ne sont pas encore contracturés (à une époque voisine du début).

Voici, d'ailleurs, des faits pathologiques qui démontrent que ce n'est pas la résistance (la force tonique) des extenseurs du pied qui empêche la flexion du pied de se produire pendant le second temps de la marche, quand les muscles fléchisseurs du pied ont cessé d'agir.

— J'observe actuellement deux petits garçons qui ont perdu complétement la flexion et l'extension du pied : L'un a été atteint à l'âge de trois mois d'une paralysie atrophique graisseuse, limitée aux muscles de la jambe et du pied, muscles dont on ne retrouve plus les traces à l'aide de l'exploration électro-musculaire (son histoire a été rapportée dans mon livre *sur l'électrisation localisée*). L'autre, âgé de 10 ans 1/2 (L. Baudin, avenue de Ségur, 17), a eu, vers l'âge de 3 ans 1/2, la même affection musculaire que le précédent, limitée à la même région, mais du côté opposé, et il ne lui reste plus qu'une faible portion de l'extenseur du gros orteil et du pédieux. Ces deux enfans, qui ont conservé intacts tous les mouvemens de la jambe sur la cuisse et de celle-ci sur et bassin, ont pu, jusqu'à présent, marcher sans appareil (je dois dire, en passant, que ces enfans marcheraient moins facilement s'ils n'avaient perdu que quelques muscles de la jambe, car, dans ce dernier cas, ils auraient un pied-bot plus ou moins grave). Chez eux, au contraire, le pied du côté malade n'est point déformé, il est assez solidement maintenu entre les deux malléoles qui, sans doute, à cause de l'absence des mouvemens de la latéralité et de torsion de cette portion du membre inférieur, forment une mortaise plus serrée dans laquelle l'astragale est reçue. Ce pied se pose bien à plat sur le sol, comme du côté sain, mais lorsqu'il s'en sépare il prend l'attitude de l'extension par le fait de la pesanteur de l'avant-pied et la conserve pendant l'oscillation en avant du second temps de la marche. Aussi, ces enfans exagèrent-ils le mouvement de flexion de la cuisse pour ne pas buter contre le sol. Malgré l'habitude qu'ils ont contractée depuis plusieurs années de fléchir ainsi la cuisse, ils sont exposés à des chutes assez fréquentes, toujours occasionnées par l'oubli d'exécuter suffisamment ce mouvemement de flexion.

Dans les deux cas précédens, rien ne s'opposerait à la flexion du pied sur la jambe pendant l'oscillation du membre inférienr, si cette flexion pouvait être opérée par une force étrangère à l'action musculaire, puisque les extenseurs sont détruits comme les fléchisseurs.

Je dirai, enfin, pour ajouter à l'importance du mouvement de flexion dynamique du pied pendant le second temps de la marche, qu'un simple affaiblissement des muscles fléchisseurs du pied suffit pour gêner singulièrement la marche et occasionner des chutes, bien que ces muscles possèdent encore assez de force pour fléchir le pied sous l'influence de la volonté. Mais alors l'affaiblissement de ces muscles fléchisseurs rend leur contraction instinctive, insuffisante et nécessite un effort. Il en résulte que, le plus souvent, la pointe du pied frotte contre le sol ; ce qui se voit sur la chaussure dont la semelle s'use principalement à son extrémité antérieure. On conçoit que les personnes dont les fléchisseurs du pied, soient affaiblis sont également exposées à des chutes, surtout lorsqu'elles marchent sur un sol inégal.

Je crois avoir démontré, par les faits pathologiques exposés ci-dessus, que la flexion du pied sur la jambe est un des mouvemens importans du second temps de la marche, et qu'il a lieu uniquement en vertu de la force musculaire.

D. *Quand le deltoïde est paralysé ou atrophié, les mouvemens d'oscillation du membre supérieur qui se produisent à l'état normal, pendant la marche, sont abolis.*

Quelle est la cause des mouvemens oscillatoires en sens contraire des membres supérieurs, qui accompagnent le second temps de la marche ? Doit-on les attribuer comme l'ont fait MM. Weber, et après eux la plupart des auteurs modernes, à une force purement mécanique ? Il est un moyen bien simple de juger la valeur de cette dernière hypothèse ; il y a lieu de s'étonner que l'idée n'en soit pas venue à l'esprit de ceux qui ont un peu réfléchi sur les phènomènes de la marche. On devrait s'être dit : s'il est vrai qu'une force purement physique imprime aux membres supérieurs un mouvement en sens contraire, de telle sorte que le membre correspondant au membre inférieur qui est porté en avant pendant le second temps de la marche, oscille en arrière, tandis que l'autre est mû dans une direction opposée ; s'il est vrai que la dynamique musculaire reste étrangère à ce mouvement des membres supérieurs, ces mêmes phènomènes doivent se reproduire intégralement quand les muscles qui meuvent le bras sur le scapulum ou sur le tronc ont perdu leur action. Dans ce cas, en effet, le membre obéit à la plus légère impulsion sans que la moindre contraction volontaire ou tonique puisse s'y opposer. Eh bien! l'atrophie musculaire graisseuse de l'adulte et la paralysie atrophique graisseuse de l'enfance m'ont fourni l'occasion d'observer plusieurs fois la destruction complète de tous les muscles qui meuvent le bras sur l'épaule, alors que les muscles des membres supérieurs étaient parfaitement sains ; dans tous ces cas, la prétendue force physique qui devait produire pendant la marche l'oscillation des membres, s'est montrée impuisssante. Ainsi, la lésion musculaire n'existait-elle que d'un côté, le mouvement oscillatoire n'avait lieu que du côté sain. Si la paralysie était double, les bras restaient pendans ou presque sans mouvemens sur les côtés du tronc dans la marche ordinaire, ou, enfin, ils n'éprouvaient qu'une sorte de ballottement qui ne ressemblait en rien à l'oscillation normale.

Le deltoïde me paraît être le seul muscle chargé d'exécuter les mouvemens oscillatoires du membre supérieur, car l'atrophie ou la paralysie de ce muscle est suivie de la perte de ces mouvemens, tandis que le défaut d'action des autres muscles qui meuvent le bras n'empêche pas le membre d'osciller normalement si le deltoïde est intact.

L'oscillation antérieure se perd avec l'atrophie de la moitié antérieure du deltoïde, mais elle continue, en arrière, sous l'influence de la portion saine de ce muscle, *et vice versâ*. C'est ce qu'il m'a été donné d'observer dans la paralysie atrophique graisseuse de l'enfance et dans l'atrophie graisseuse musculaire de l'adulte qui, on le sait, détruit partiellement les muscles. Je dirai, enfin, que l'abolition des mouvemens oscillatoires, par le fait de la perte partielle ou totale du deltoïde, gêne considérablement la course; l'équilibre paraît alors moins assuré. Lorsque l'oscillation est abolie d'un seul côté, le malade s'incline latéralement de ce côté pendant la course, sans doute pour modérer ou balancer la trop grande impulsion du tronc produite par l'oscillation du membre sain.

13

§ II.

Déductions applicables au diagnostic et au traitement de certaines affections musculaires des membres inférieurs.

Ce n'est pas dans un but purement scientifique que j'ai cherché à démontrer que l'action musculaire joue le rôle le plus important pendant le second temps de la marche. Il me sera facile, en effet, de montrer combien la détermination exacte des phénomènes qui, alors, produisent les mouvemens des différens segmens du membre inférieur, intéressent le diagnostic et le traitement de certaines affectious musculaires.

A. Les mouvemens d'élévation d'une hanche et de torsion d'arrière en avant du bassin sur le condyle du fémur opposé à cette hanche, ces mouvemens, qui se produisent pendant le second temps de la marche, au moment où le membre inférieur correspondant à la hanche soulevée doit être porté en avant, annoncent l'affaiblissement ou le défaut d'action des muscles fléchisseurs de la cuisse sur le bassin.

A ces signes diagnostiques de la lésion des fléchisseurs de la cuisse s'ajoute ordinairement, quand la paralysie des fléchisseurs est complète, l'élévation simultanée de l'épaule correspondante et l'inclinaison latérale du tronc du côté opposé. Lorsque ces mouvemens se reproduisent alternativement de chaque côté, la lésion des fléchisseurs de la cuisse doit être double.

La valeur de ces signes diagnostiques me paraît démontrée par les faits que j'ai rapportés précédemment à un point de vue seulement physiologique. Que l'on se rappelle, en effet, l'observation de ce charretier, chez lequel je pus, à l'aide des mêmes signes, reconnaître, à une grande distance, l'existence d'une paralysie double des fléchisseurs de la cuisse et du bassin.

Ces mouvemens pathologiques peuvent persister plus ou moins par une sorte d'habitude contractée, alors même que la paralysie des fléchisseurs de la cuisse est guérie. Ils permettent, conséquemment, de diagnostiquer l'existence antérieure de cette affection musculaire. En voici un exemple remarquable :

En 1854, MM. Bouvier et Guersant m'adressèrent, comme curieux à observer, un petit garçon âgé de 5 ans, qui, pendant la marche et au moment où le membre inférieur droit se séparait du sol et oscillait en avant, élevait fortement l'épaule droite et s'inclinait un peu à gauche. Ces mouvemens de l'épaule et du tronc, qui étaient absolument sem- blables à ceux qu'on observe chez les sujets dont la flexion de la cuisse est abolie, me firent pressentir que la perte de ce mouvement était la cause du phénomène observé chez notre petit malade. Cependant tous les mouvemens du membre inférieur droit étaient intacts chez lui, et, pendant la marche, ce membre oscillait normalement. Mais voici ce qui expliqua le mouvement d'élévation de l'épaule droite et justifia mes pré- visions : Cet enfant avait été atteint, vers l'âge de 3 ans, d'une paralysie complète du membre inférieur ; puis les mouvemens étaient revenus progressivement et un an après il les avait recouvrés, à l'exception de la flexion de la cuisse. Ainsi, couché sur le dos ou sur le côté, il ne pouvait fléchir la cuisse sur le bassin ; il ramenait la cuisse dans l'exten- sion sur le bassin si on l'avait placée dans la flexion ; il fléchissait ou étendait avec force la jambe ou le pied. Il se tenait solidement dans la station. Mais voulait-il marcher, il élevait fortement l'épaule droite et imprimait au tronc un mouvement de torsion d'arrière en avant sur le membre inférieur gauche, et, de cette manière, le membre inférieur droit était détaché du sol et projeté en avant. Tous ces phénomènes se renouvelaient pendant la marche chaque fois que ce membre devait être dirigé en avant. Par la suite, la flexion de la cuisse revint dans toute sa force primitive. Le petit malade dirigeait aussi facilement, en marchant, le membre inférieur droit que le gauche, mais il continuait de lever son épaule pendant l'oscillation du membre inférieur droit.

Ces faits, qui me furent rapportés par la mère, rendent parfaitement compte des mouvemens anormaux de l'épaule droite de cet enfant, mou- vemens qui, dès le principe, ainsi que je l'ai expliqué, se montraient pendant le second temps de la marche, à cause de l'absence de flexion de la cuisse et qui, plus tard, après le retour du mouvement, étaient devenus une sorte de tic, par le fait d'une habitude contractée. Ce qui me prouve la justesse de ce diagnostic, c'est que cet enfant guérit en quelques jours à l'aide du moyen suivant : je le fis marcher entre deux planches placées à une hauteur telle que les bras tombant sur les côtés du tronc, l'extrémité de ses doigts pût tracer un sillon dans du sable étendu sur ces planches. Pour tracer ce sillon en marchant, il était forcé de maintenir les épaules constamment abaissées. Le tic disparut après quelques jours de cet exercice.

La flexion de la cuisse pendant le second temps de la marche, et la claudication légère qui l'accompagne et donne à la marche un caractère particulier, permettent de diagnostiquer à distance l'affaiblissement ou la paralysie des muscles fléchisseurs du pied sur la jambe.

Je ne crois pas qu'il me faille insister pour démontrer que les autres phénomènes pathologiques qui se montrent pendant le second temps de la marche peuvent servir au diagnostic des lésions musculaires qui les produisent.

Il ne faut pas se méprendre sur la valeur que je veux donner aux signes diagnostiques tirés des troubles fonctionnels du second temps de la marche. Il est clair que ces signes ne sont pas nécessaires pour reconnaître l'abolition des mouvemens de flexion des différens segmens du membre inférieur. C'est surtout lorsqu'il n'existe qu'un affaiblissement de ces mouvemens, que ces signes deviennent utiles. En effet, rien ne m'a paru plus fréquent que de voir des sujets exécuter avec assez de force, sous l'influence de la volonté, par exemple, la flexion de la cuisse sur le bassin ou du pied sur la jambe, tandis que ces mêmes mouvemens ne se font qu'incomplètement et quelquefois même manquent entièrement pendant le second temps de la marche, au point de donner lieu aux mouvemens anormaux que j'ai décrits. C'est qu'alors l'action nerveuse, instinctive, normale ne suffit plus à la production des mouvemens automatiques de la marche, mouvemens que la volonté peut cependant produire à l'aide d'une décharge nerveuse plus grande. On constate facilement qu'il existe, dans ces cas, un certain degré d'affaiblissement des muscles chargés de ces mouvemens, chez ces sujets qui ont eu une paralysie complète du même membre, ou qui sont atteints d'une paralysie ou d'une atrophie progressive.

Parmi les faits nombreux de ce genre, que j'ai eu l'occasion d'observer, je choisirai seulement deux exemples :

Je fus consulté, en 1853, pour un enfant chez lequel il s'était montré, depuis environ une année dans le membre inférieur, une faiblesse et des troubles qui se manifestaient seulement pendant la marche. Quand je l'observai dans la station debout ou dans la position horizontale, tous les mouvemens volontaires du membre inférieur gauche étaient exécutés avec assez de force, quoique plus faiblement que du côté droit. Mais pendant la marche, la flexion des différens segmens du membre inférieur se faisait à peine, surtout celle du pied sur la jambe. Aussi, cet enfant élevait-il alors la hanche du côté malade et inclinait-il le tronc du côté droit pour porter le membre inférieur gauche d'arrière en avant. De plus, il fauchait du même membre inférieur gauche (1). J'attribuai ces mouvemens anormaux qui se produisaient pendant la marche à un commencement de paralysie. Ce diagnostic fut justifié par la suite, car les mouvemens volontaires du membre inférieur gauche furent paralysés à leur tour.

L'absence de mouvemens instinctifs de la marche s'observe pour l'oscillation des membres supérieurs comme pour celle des membres inférieurs, alors même que les mouvemens volontaires se font encore avec assez de force.

Tout récemment (le 10 août 1855) j'observais, à la Charité, un hémiplégique couché au n° 5 de la salle Saint-Félix, et qui, après une année de maladie, avait recouvré une grande partie de ses mouvemens volontaires. Les mouvemens de la marche étaient à peu près normaux ; mais il n'en était pas de même pour les membres supérieurs, dont le gauche seul oscillait normalement, tandis que celui du côté droit (côté malade) était agité de petits mouvemens irréguliers, d'une sorte de ballottement, le plus souvent en dehors, produit par l'impulsion du tronc. Je fis marcher le malade aussi vite que possible ; les oscillations du membre gauche devinrent beaucoup plus étendus, mais il me fut impossible de déterminer à droite la moindre oscillation dans la direction normale. Cependant, de ce côté, les mouvemens étaient revenus en grande partie;

(1) C'est le mouvement anormal qui a lieu pendant la marche, consécutivement à l'abolition de tous les mouvemens de flexion du membre inférieur , parce que ce dernier ne peut plus être suffisamment raccourci par l'élévation de la hanche et de l'épaule du côté malade et l'inclinaison latérale du tronc dans un sens opposé, comme on l'observe quand la flexion de la cuisse sur le bassin est seulement perdue.

le deltoïde était celui des muscles du membre supérieur droit qui avait recouvré le plus de contractilité volontaire.

Chez les deux malades dont je viens de rapporter l'observation, la volonté reproduisait assez bien les mouvemens automatiques dus à la force nerveuse instinctive. J'ai vu aussi d'autres sujets qui se trouvaient dans des conditions analogues imiter assez bien, après s'y être suffisamment exercés, ces mouvemens instinctifs, mais ils n'ont jamais pu parvenir à les exécuter avec la précision et la régularité normales.

B. La thérapeutique de certaines affections musculaires n'est pas moins intéressée que leur diagnostic à la solution de la question physiologique qui fait le sujet principal de ce travail. Il est évident que s'il était vrai, comme on l'enseigne généralement aujourd'hui, que l'action musculaire fût étrangère ou ne prît qu'une faible part au second temps de la marche, il serait irrationnel de chercher à combattre les troubles de cette fonction en dirigeant sur tel ou tel ordre de muscles l'action thérapeutique de l'électrisation , de la gymnastique localisée (la kynésé-thérapie) ou de l'orthopédie que j'appellerai dynamique.

Cette dernière étant bien éclairée sur le mécanisme du second temps de la marche et des mouvemens anormaux produits par la lésion des muscles qui président à cette fonction, peut, jusqu'à un certain point, rétablir artificiellement les mouvemens normaux à l'aide d'une force élastique. Ce n'est point alors seulement un traitement palliatif, car cette orthopédie dynamique, en facilitant l'exercice de l'action nerveuse, permet une sorte de gymnastique naturelle, et concourt, avec les autres moyens thérapeutiques, à la guérison de la paralysie ou de l'atrophie musculaire, qui cause les troubles fonctionnels.

Résumé.

A. Attribuer uniquement à l'action de la pesanteur, avec MM. Weber frères, et après eux avec la plupart des auteurs modernes, les mouvemens d'oscillation et de flexion des différens segmens du membre inférieur qui ont lieu pendant le second temps de la marche, c'est professer une opinion en contradiction avec l'observation pathologique.

Voici les faits qui prouvent la vérité de cette assertion :

1° Un homme qui est privé de l'action des muscles fléchisseurs de la cuisse veut-il accomplir les mouvemens du second temps de la marche, il est forcé d'abord d'élever la hanche et l'épaule du côté correspondant pour détacher le pied du sol, puis il projette le membre inférieur en avant, en imprimant un mouvement de rotation au bassin sur le condyle opposé. Sans ce mouvement de rotation, le membre inférieur, placé en arrière au moment où il est détaché du sol, n'oscille que lentement et faibleblement, et s'arrête quand il est arrivé à la direction verticale ; l'action de la pesanteur ne peut le faire aller au delà, même quand le sujet a déjà fait un certain nombre de pas. Il suffit même que les muscles fléchisseurs de la cuisse soient affaiblis pour que le second temps de la marche ne puisse se faire sans un balancement plus ou moins grand du bassin.

2° Si les muscles fléchisseurs de la jambe ont perdu leur action, la flexion qui doit avoir lieu dans l'articulation du genou, avant que le pied se détache du sol, se fait difficilement et incomplétement, ce qui occasionne un retard dans la production du second temps de la marche.

3° Enfin, la flexion du pied sur la jambe, qui est un des mouvemens essentiels du second temps de la marche, et dont l'étude a été trop négligée en physiologie, cette flexion, dis-je, vient-elle à se perdre ou à s'affaiblir, le membre ne peut plus osciller au-dessous du condyle sans que la pointe du pied bute contre le sol ; de là la nécessité d'exagérer les mouvemens de flexion de la cuisse pendant l'oscillation du membre inférieur, ce qui occasionne une sorte de claudication.

De l'ensemble des faits pathologiques précédens, on peut conclure que la contraction des muscles fléchisseurs de la cuisse sur le bassin, de la jambe sur la cuisse et du pied sur la jambe, est la cause productrice réelle des mouvemens du membre inférieur qui constituent le second temps de la marche, et que l'action de la pesanteur ne concourt que très faiblement à l'oscillation physiologique de ce membre.

B. L'oscillation en sens contraire des membres supérieurs, dont le but est de modérer l'impulsion latérale imprimée au tronc par le membre qui oscille, est également le résultat d'une admirable combinaison d'actions musculaires et non le produit d'une force purement physique. Ainsi, pendant l'oscillation du membre inférieur droit, la moitié postérieure du deltoïde droit et la moitié antérieure du deltoïde gauche se contractent synergiquement. Les mêmes portions du deltoïde se contractent en sens inverse pendant l'oscillation du membre inférieur opposé.

C. La physiologie pathologique du second temps de la marche éclaire la pathologie physiologique des muscles qui président à cette fonction. Conséquemment, le diagnostic et le traitement des lésions de ces mêmes muscles sont intéressés à la solution des questions qui font le sujet de ce travail.

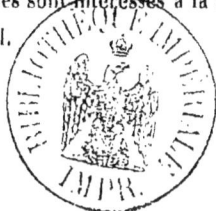

FIN,

PARIS — TYPOGRAPHIE ET LITHOGRAPHIE FÉLIX MALTESTE ET Cⁱᵉ,
Rue des Deux-Portes-Saint-Sauveur, 22.

124